FONDEMENTS ET ORGANISATION

DE LA

CLIMATOLOGIE MÉDICALE

PAR

M. le Docteur Ed. CARRIÈRE

Lauréat de l'Institut (Académie des Sciences.)

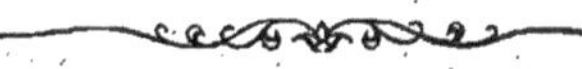

PARIS

J.-B. BAILLIÈRE ET FILS

LIBRAIRES DE L'ACADÉMIE IMPÉRIALE DE MÉDECINE

Rue Hautefeuille, 19, près le boulevard Saint-Germain

ET BUREAUX DE L'UNION MÉDICALE

Rue de la Grange-Batelière, No 11

1869

FONDEMENTS ET ORGANISATION

DE LA

CLIMATOLOGIE MÉDICALE

OUVRAGES DE L'AUTEUR.

1° LE CLIMAT .DE L'ITALIE SOUS LE RAPPORT HYGIÉNIQUE ET
MÉDICAL. 1 vol. in-8°, Paris, 1849, chez J.-B. Baillière. —
Ouvrage couronné par l'Institut de France.

Cet ouvrage est ainsi divisé : Du climat de l'Italie et en général, topographie
et géologie, les eaux, l'atmosphère. les vents, la température. — *Climatologie de
la région méridionale de l'Italie* : Salerne, Caprée, Massa, Sorrente. Castellamare,
Torre del Greco, Resina. Portici, rive orientale du golfe de Naples, climat de
Naples, rive septentrionale du golfe de Naples (Pouzzoles et Baïa), golfe de Gaëte.
— *Climatologie de la région moyenne de l'Italie* : Marais-Pontins et Maremmes
de la Toscane : climat de Rome, de Sienne, de Pise, de Florence. — *Climat de
la région septentrionale de l'Italie* : Venise, Milan et les lacs, Gênes, Menton
et Villefranche, Nice, Hyères.

2° DU TRAITEMENT RATIONNEL DE LA CONGESTION ET DE L'APO-
PLEXIE PAR LES ALCALINS ET EN PARTICULIER PAR LE BI-
CARBONATE DE SOUDE. In-8°, Paris, 1854, chez J.-B. Bail-
lière.

3° ÉTUDES SUR LES PROPRIÉTÉS MÉDICALES DES EAUX DE SALINS
(Jura) (*Mémoires de l'Académie de médecine*: Paris, 1855,
tome XIX, pag. 81).

4° RECHERCHES SUR LES EAUX MINÉRALES SODO-BROMURÉES DE
SALINS. 1 vol. in-12, Paris, 1856, chez Germer-Baillière.

5° RECHERCHES EXPÉRIMENTALES SUR L'ATMOSPHÈRE MARITIME.
(*Union médicale*, année 1858, tome XII, n°ˢ 73, 76 et 79.)

6° LES CURES DE PETIT-LAIT ET DE RAISIN EN ALLEMAGNE ET
EN SUISSE DANS LE TRAITEMENT DES MALADIES CHRONIQUES.
1 vol. in-8°. Paris, 1860, chez Victor Masson et fils.

7° UN GRAND NOMBRE DE MÉMOIRES DE CLIMATOLOGIE MÉDICALE
ET DE THÉRAPEUTIQUE publiés dans les *Annales médico-
psychologiques,* l'*Union médicale,* etc.

FONDEMENTS ET ORGANISATION

DE LA

CLIMATOLOGIE MÉDICALE

PAR

M. le Docteur Ed. CARRIÈRE

Lauréat de l'Institut (Académie des Sciences.)

PARIS

J.-B. BAILLIÈRE et FILS

LIBRAIRES DE L'ACADÉMIE IMPÉRIALE DE MÉDECINE

Rue Hautefeuille, 19, près le boulevard Saint-Germain

ET AUX BUREAUX DE *L'UNION MÉDICALE*

Rue de la Grange-Batelière, Nº 11

1869

QUELQUES MOTS D'INTRODUCTION

Il y a peu d'années, des médecins autorisés et animés d'un grand zèle pour le progrès des études climatologiques, proposèrent l'établissement de sociétés de climatologie médicale dans deux villes françaises, Nice et Alger. Ces propositions eurent, je crois, des suites ; eurent-elles du succès? Je crains que les résultats aient trompé l'attente des auteurs. Du reste, quel qu'ait été le sort de ces sociétés, elles pouvaient difficilemet réussir. Les déceptions ne pouvaient provenir de l'idée, qui était bonne, mais de la place, qui était mal choisie. Les petits théâtres ne conviennent pas à la mise en œuvre d'un vaste programme comme celui que comporte la climatologie ; il faut mieux que cela.

En tout cas, de telles tentatives ne sont pas vaines, même lorsqu'elles n'aboutissent pas. Elles servent au moins à montrer qu'il y a des zèles toujours disposés à répondre à l'appel des circonstances. Voici, du reste, quelle est aujourd'hui la situation de la climatologie ; voici le rôle auquel elle est forcément appelée, dans la part qu'elle doit prendre à la grande œuvre de la santé publique.

La phthisie pulmonaire, pour ne parler que de la maladie à laquelle le traitement par l'émigration est le mieux adapté, la phthisie laisse maintenant voir à découvert la place qu'elle tient dans la statistique mortuaire des grandes villes. On peut dire qu'elle n'est pas une maladie comme les autres ; c'est un fléau qui ne s'arrête pas et qui frappe à coups redoublés dans les rangs serrés des populations urbaines. On va voir avec quelle violence elle procède. A Vienne, en Autriche, elle tue dans la proportion de 25 pour 100 sur la mortalité générale ; à Paris, dans la proportion de 16 ; à New-York, de 14 ; à Londres, de près de 12 (1). Dans la capitale autrichienne elle tient le premier rang après les affections vénériennes et le typhus, lorsque celui-ci passe à l'état d'épidémie meurtrière, et elle n'en déchoit pas. Quelle que soit la clémence météorologique de l'année, la moisson mortuaire reste, à peu de chose près, invariablement la même (2).

Ce n'est pas assurément calomnier les grandes agglomérations de leur attribuer le développement de cette terrible maladie qui sévit si cruellement sur elles. Sur cette question, le procès est définiti-

---

(1) Le docteur Levacher ; *Études médicales et statistiques sur la mortalité pour* 1865 ; pag. 123.

(2) *Rapports médicaux annuels du grand hôpital général de Vienne.*

vement jugé. Mais quelque éclairée que soit l'opinion à cet égard, elle n'a pas plus empêché les capitales de s'accroître que les foules de s'y porter. Ce
mouvement est un beau spectacle. On peut même
y applaudir au point de vue d'idées qui doivent
rester étrangères au médecin. Sous le rapport plus
sérieux de la santé publique, cette impulsion, que
rien ne modère et qu'au contraire tout favorise,
doit être condamnée, car elle entraînera les plus
graves suites. L'hygiène dans son infatigable activité aura beau redoubler d'efforts, creuser des
égouts, percer des quartiers trop denses et prolonger des voies trop courtes, la phthisie ne sera
pas vaincue, elle ne sera pas même entravée dans
sa marche. Sa puissance, qui voudra le croire ?
n'en deviendra même que plus redoutable. La mortalité qu'elle produira ne se fera pas, en effet, en
raison directe de l'augmentation de la population,
mais en raison composée des causes physiques et
morales qui s'engendrent dans les agglomérations
encouragées outre mesure et réalisées hors de

toute proportion. La logique conduit invariablement
à ce résultat, et il convient de ne pas plus se refuser à le voir que de craindre de le montrer. Si les
campagnes continuent à s'appauvrir et les petites
villes à décroître pour fournir à l'accroissement pro-
gressif des grandes villes, la mortalité par la phthisie atteindra sur les populations agglomérées une
proportion bien autrement effrayante que celles qui
sont dénoncées par les statistiques; voilà la vérité.

Ne voit-on pas déjà se marquer un signe qui
donne l'expression de l'influence progressivement
énervante des grandes villes ou tout au moins des
villes trop grandes? L'anémie, rare autrefois, même
à Paris, y est devenue depuis peu une des maladies
les plus fréquentes. On n'y entend plus parler que
de cela, car les médecins ne cessent de l'observer.
Le sang s'est en effet altéré dans la capitale de la
France; il s'altère à la suite de la dépense excessive d'activité imposée au système nerveux de ses
habitants. Là où il n'y a pas de repos, il faut néces-

sairement que les forces diminuent jusqu'à ce qu'elles s'épuisent, lorsque la dépense surpasse de beaucoup la réparation. Les esprits attentifs ne jugent pas moins bien que les médecins, ces observateurs par état, l'intensité du travail destructeur qui se poursuit sur des constitutions nées pour être robustes. La jeunesse parisienne, cet espoir de l'avenir, que représente-t-elle aujourd'hui? Où en est cette fleur de santé et de vigueur qui devrait former son plus bel apanage? On la chercherait vainement sur cette jeune génération surmenée, qui ne paraît plus avoir la force de vivre; elle a déjà montré qu'elle n'avait plus celle de penser. Il n'en sort plus en effet, ou il en sort rarement des hommes qui se fassent remarquer par la double vigueur de l'intelligence et du corps. Le sceptre de la science, de l'éloquence, des arts et de l'esprit reste toujours entre les mains de demeurants d'un autre âge, d'un groupe de vieillards qui s'étonnent de ne pas trouver autour d'eux à qui le laisser quand leur dernier jour sera venu.

Si la phthisie est, non pas une maladie qui commence, mais une maladie qui finit, c'est-à-dire le résultat ultime des altérations produites par l'usure de la vie ou communiquées par l'hérédité, l'avenir lui prépare un terrain de plus en plus favorable. Avec la persistance de cette cause, unie à tant d'autres, on se tromperait grandement en comptant sur la diminution de la mortalité produite par un tel fléau ; tout montre que c'est le contraire qu'il faut craindre.

L'espérance et une espérance légitime mitige ce qu'il y a de décourageant dans cet arrêt. Les anciens croyaient que la phthisie était guérissable ; les modernes, mieux éclairés sur les désordres produits par la tuberculose, partagent la même foi. Si les médecins contemporains ne connaissent pas encore comment procède la guérison de cette terrible maladie ; s'ils n'ont pas découvert le véritable chemin qui conduit à une conquête aussi enviable, ce ne sont pas leurs efforts qu'il faut en accuser.

Pleins de zèle et de cette espérance dont il faut s'enchanter soi-même, comme dit Platon , ils travaillent à l'envi à dompter le monstre, et peut-être le jour d'une victoire aussi laborieuse n'est-il pas éloigné.

Un procédé qui doit servir à préparer cet heureux événement, c'est la suppression des médications offensives. Il a été défendu avec éclat par un éloquent médecin dans une circonstance solennelle (1); il méritait la faveur qu'il a obtenue. Le phthisique est en effet un organisme altéré dont la fragile existence doit être respectée, avant tout, par celui qui a le devoir d'en prolonger la durée. Il ne faut pas que le médicament forme une cause nouvelle d'excitation et qu'il serve à alimenter, sous prétexte de les éteindre, les foyers qui brûlent dans les organes de la respiration. C'est la nécessité reconnue de cette sage prudence qui a

____

(1) Le docteur Marchal (de Calvi), Congrès médical de 1867.

inspiré les traitements simples et doux institués par les anciens et repris par les modernes.

J'ai proposé moi-même, il y a peu d'années, un de ces traitements simples populaires en Allemagne et inusités en France (1). Les preuves que j'ai recueillies de son succès m'encouragent à croire qu'il ne sera pas arrêté dès les premiers pas et que sa notoriété, limitée encore de ce côté du Rhin, atteindra le degré d'expansion qu'il mérite.

Mais le procédé supérieur, celui qui domine tous les autres et forme le fondement principal de leur efficacité, c'est l'émigration. La première condition à remplir consiste à soustraire le malade aux causes de sa maladie. Sans doute le phthisique des grandes capitales ne peut plus s'y livrer, une fois vaincu, aux mêmes épuisements et aux mêmes

---

(1) Ed. Carrière; *Les Cures de petit-lait et de raisin en Allemagne et en Suisse dans le traitement des maladies chroniques*; 1 vol. in-8°. Paris, 1860, chez Victor Masson et fils.

fatigues. Il est arrêté désormais dans cette vie *ventre à terre* qui entre chaque jour plus avant dans les mœurs. Mais s'il reste à l'abri de l'influence du climat moral, ne vit-il pas toujours sous celui du climat physique constitué par le mauvais air urbain que tous les assainissements ne parviendront jamais à régénérer? Il faut, de toute nécessité, qu'il aille chercher, sous un climat de choix, les avantages que la ville lui refuse, pour rattacher à une cause, en apparence perdue, l'espérance ou même les probabilités d'une bonne solution.

C'est ce qui arrive. L'émigration n'est plus une question à l'ordre du jour; elle compte parmi celles qui sont définitivement résolues. Les stations médicales n'ont plus à attendre une prospérité difficile à obtenir. Elles sont insuffisantes pour les nombreux malades qui vont y prendre leurs quartiers d'hiver. Pour ne citer qu'un exemple : Nice ne comptait autrefois que huit à dix mille étrangers ; depuis vingt ans, le nombre en est tellement accru, qu'il monte jusqu'à soixante-dix mille. Il serait trop ambitieux de dire que la climatologie formera la médecine de l'avenir. Il ne faut pas permettre que l'enthousiasme irréfléchi du poëte se mêle aux sérieux jugements du médecin. Il est juste d'avancer qu'elle y tiendra une des premières places. C'est assez, ce me semble, pour expliquer la raison de ce travail et pour justifier le but que je m'y propose. J'ai voulu remettre en honneur les principes les plus importants de la médecine des climats et préparer une organisation de la climatologie médicale. En présence du mouvement d'émigration qui se poursuit et de la décadence croissante qui frappe les races urbaines, un tel sujet ne pouvait, ce me semble, être traité plus à propos.

FONDEMENTS ET ORGANISATION

DE LA

CLIMATOLOGIE MÉDICALE

CHAPITRE PREMIER.

ANTIQUITÉ ET VALEUR THÉRAPEUTIQUE DE LA CLIMATOLOGIE.

A deux causes principales se rattachent les progrès contemporains de l'application de l'influence des climats au traitement des maladies : premièrement, l'avancement des sciences qui tiennent de près à l'hygiène et les fécondes applications qui en sortent ; en second lieu, la facilité croissante des communications qui ont fait des voies publiques, non pas des chemins qui marchent, comme on l'a dit des fleuves et des canaux, mais des voies qui font marcher de manière à multiplier le temps et à supprimer les distances. Mais la climatologie date de plus loin. Son origine se confond avec celle de la médecine. Dès que celle-ci comprit, et ce fut dès sa naissance, que des effets représentés par les maladies individuelles, comme par les maladies populaires, il fallait remonter aux causes, elle interrogea la météorologie. A partir de cette époque, la climatologie commença à compter dans les sciences afférentes à la médecine. Elle fit ses débuts par un chef-d'œuvre. A la lecture des premières lignes de l'immortel traité du plus grand et du plus ancien des climatologistes (1), on reconnaît que la question est désormais posée.

Le titre seul du livre présente, sinon une définition, du moins un programme. Les *eaux*, les *airs* et les *lieux* sont, en effet, les trois termes ou les trois points qui marquent le cercle où doit se mouvoir l'observation de tout médecin pénétré des sévères obligations de son art qui lui impose entre autres devoirs, celui de se faire météorologiste. Depuis qu'il a été tracé, ce cercle n'a pas été agrandi. Tout ce qui regarde les causes naturelles

---

(1) Hippocrate ; *De l'Air, des Eaux et des Lieux*; trad. E. Littré, tom. ii.

ou l'origine des influences est exprimé dans les trois mots du titre. L'homme seul, cet objectif de la météorologie, ne s'y trouve pas encore ; il apparaît cependant dans le traité. Le caractère et l'énergie des agents modificateurs y sont étudiés dans les changements qu'ils produisent sur les individus et surtout sur les races ; ils y sont même considérés comme doués d'une rare énergie. Seulement l'auteur n'a pas fait un pas de plus, pas qu'il a marqué cependant, soit dans cette œuvre, soit dans les autres livres de la collection ; il n'a pas montré l'influence des climats comme moyen curateur, comme force prenant rang dans la thérapeutique. Hippocrate a dessiné avec vigueur et avec cette intuition propre à la médecine grecque, les traits essentiels de la climatologie médicale ; il n'est pas allé plus loin et peut-être eût-il pu le faire difficilement.

Ici il est indispensable de s'entendre. Quel nom doit prévaloir pour exprimer la science qui a pour but l'étude analytique des climats et leur influence sur les organismes sains et malades ? Est-ce le nom de météorologie médicale qu'il faut choisir et lui laisser ? Est-ce celui de climatologie médicale qu'il serait préférable d'adopter, parce qu'il offrirait une plus claire expression de l'ordre de connaissances qu'il désigne ?

Voici comment est définie par un auteur moderne (1) la météorologie pure : « La météorologie » est cette partie de la physique qui s'occupe des » phénomènes et des modifications de l'atmosphère » pour les analyser et en chercher l'explication. » Après avoir dit combien la connaissance de la météorologie importe à l'agriculteur, au marin, à l'industriel, au médecin, il ajoute quelques lignes plus loin à la suite de la définition qu'on vient de lire : « Notre bien-être physique et moral dépend en » grande partie de l'état atmosphérique. Quand le » ciel reste couvert de sombres nuages pendant plu- » sieurs semaines, l'humeur s'en ressent ; mais l'es- » prit redevient serein dès que le soleil reparaît : » de même aussi que par les temps changeants, » humides et froids, le nombre des malades est tou- » jours beaucoup plus considérable que pendant le » beau temps. » Ainsi, la météorologie, appliquée à la médecine, ne s'occupe des phénomènes de l'air, de la température, etc., qu'en vue de leurs

____

(1) Kaemtz ; *Cours complet de Météorologie* ; introduction. Paris, 1843.

effets sur l'organisme et de leur rôle dans les changements ou les altérations qu'il en reçoit. Que fait de plus la climatologie médicale? Elle étudie les mêmes phénomènes dans une région comme dans un bassin déterminé, analyse également leurs effets dans les divers degrés de leur importance, de plus elle s'en sert comme de moyens qu'elle utilisera pour le maintien de la santé et plus encore pour la curation de la maladie. Quelque rang qui leur soit attribué, ces deux sortes de connaissances se touchent par tous les points sans se confondre. Elles embrassent les mêmes matières, l'une se renfermant dans les généralités, mais l'autre pénétrant plus avant dans les détails et les faisant entrer dans la voie féconde des applications pratiques. La climatologie médicale ne s'arrête pas aux recherches théoriques et à la science pure ; elle emploie ce qu'elles lui donnent au profit de l'art, en y puisant les éléments de tout un ordre d'agents thérapeutiques. Aucun autre nom ne lui convient mieux que celui qu'elle porte. En exprimant en quoi elle consiste elle-même, elle renferme, comme dans une de ses divisions, tout ce qui est compris dans la météorologie.

Cela posé, je n'aurais pas à plaider la cause, depuis longtemps gagnée, de l'influence profonde des climats sur l'homme si les affirmations basées sur les éléments les plus sérieux ne provoquaient pas, le plus souvent, les négations les plus violentes. La puissance d'action des eaux minérales n'est pas douteuse. Combien de médecins n'ont pas voulu y croire, en comptant dans leur nombre, Guy Patin, qui a lancé à son adresse un de ses traits les plus aigus ! L'influence des climats a eu aussi ses dé-tracteurs et la race n'en est pas éteinte. Ils reconnaissent bien certains effets ; comment faire pour les nier ? Mais des effets physiologiques aux effets curatifs il y a loin, à leur avis, et, au lieu de les observer sagement, ils préfèrent le plus court, c'est-à-dire le parti de ne pas y croire. Un ouvrage contemporain , écrit par un homme très-érudit, a répondu aux objections par des exemples. Le livre du docteur Foissac (1) devrait clore définitivement toute controverse au moins chez les hommes de bonne foi.

Le premier accusé d'avoir forcé le rôle des climats et d'avoir substitué à la sage observation les imaginaires fantaisies de l'esprit, le croirait-on ? c'est

---

(1) Foissac; *De l'Influence des Climats sur l'Homme et des Agents physiques sur le moral*; 2 vol. in-8°. — Paris, 1867.

Hippocrate. Son livre, le premier dont s'honore l'histoire de la climatologie, aurait rattaché aux influences naturelles des effets de détail qui ne peuvent leur appartenir et dont les rapports avec leurs causes échappent à toute analyse. Quand l'œuvre est belle et bonne, ne nous effrayons pas des fautes, mais acceptons les vérités; c'est la loi et même la justice. En tout cas, l'auteur n'a pas besoin de justification. Pour juger le travail il faut se reporter aux temps où il a été fait. L'observation s'exerçait alors sur des régions peu étendues, la plupart insulaires, où le mouvement vital de la société ne ressemblait en rien à ce qui se voit de nos jours. Dans ces temps reculés, les voyages étaient pénibles, les rapports rares, les mélanges de races par les mariages étaient difficiles. La vie s'exerçait dans le cercle étroit de la famille et du voisinage; elle ne le franchissait que par accident. Dans ces conditions, les influences se produisaient sans perturbation. L'action était directe, rien ne la détournant de l'organisme qui en recevait l'empreinte. Aussi les types étaient tranchés, et d'un lieu voisin à un autre, d'un bassin à un bassin limitrophe, les populations communiquaient entre elles sans rien perdre de leur caractère et de leur originalité.

Quelle conséquence pouvait tirer l'observateur des faits qu'il lui était si aisé de constater lui-même, sinon que l'homme était l'expression vivante du climat? En face d'une affirmation trop absolue, c'est au fond qu'il faut regarder. Dans ce cas, comme dans tant d'autres, la vérité s'y trouve.

Les conditions des sociétés modernes peuvent donner la pensée que les climats auront desormais moins de puissance sur les organismes. Les partisans de cette opinion sont allés trop loin. Il est vrai qu'il n'y a plus de distances; que tous les mélanges peuvent s'opérer sans obstacles, mélanges de sang et mélanges d'idées; que la vie de famille, prépondérante autrefois, s'altère et soustrait l'individu à la durée des mêmes influences. Non-seulement cela se passe ainsi, mais la société est profondément engagée dans cette voie. Personne ne peut le nier et voici ce qui s'observe. L'habitude des déplacements et l'activité du travail intellectuel impriment aux organismes une sorte de tempérament nouveau. Elles les maintiennent dans un état de réaction qui les fait vivre d'une vie indépendante et personnelle; elles vont même jusqu'à développer des types qui n'ont pas plus d'ancêtres que de postérité. Ces organismes ne changent

pas pour cela de nature, ils restent même doués
d'une sensibilité plus vive que s'ils avaient subi
une moins grande variété d'influences, mais lorsque
cette force artificielle est vaincue par l'épuisement
ou la maladie, loin d'échapper aux agents météorologiques, ils en deviennent les jouets en attendant
d'en être les victimes. C'est ainsi qu'il convient de
considérer les exceptions. Loin d'en être renver-
sées, les lois, quand elles sont bien fixées, ne manquent jamais d'en tirer leur triomphe.

Malgré la fusion prétendue des coutumes, des
idées et même des races, combien grandes sont les
différences qui séparent encore les peuples et même
les plus voisins ! N'a-t-on pas plaidé dernièrement,
les armes à la main, l'incompatibilité des races ?
N'a-t-on pas tenté, et non sans succès, de réaliser
sur la carte d'Europe la théorie des nationalités ?
Que faut-il pour déterminer des contrastes dans les
populations et les voir se continuer dans le temps ? Ici
une montagne, là une plaine ; autant les lieux sont
dissemblables sous le rapport météorologique et
tellurique, autant le sont aussi les habitants, non
pas seulement sous le rapport physique, mais sous
le rapport moral. La constitution orographique de
la Grèce présente la configuration singulière de

chaînes montagneuses qui se croisent ; de là, dit
un voyageur contemporain (1), un sol formant une
sorte de réseau comparable à une dentelle dont les
fils représenteraient les montagnes et les mailles
figureraient les vallées. Eh bien, au fond de ces
alvéoles, au sein de ces climats adossés, se déve-
loppèrent des peuplades qui contrastaient par le
caractère, les aptitudes, le génie et le tempérament. Telles étaient celles de la Béotie, de l'Atti-
que, de la Mégaride, de la Corinthie, de la Lucanie
et de l'Argolide. Quelques-unes de ces différences
s'y remarquent encore. Dans ces effets si tranchés,
apparaît le rôle médical de la climatologie. Des
influences physiologiques, la logique conduit forcément aux influences thérapeutiques. Qui affirme
les premières ne peut se refuser à admettre les
secondes, qui en donnent la confirmation et en
forment le véritable corollaire.

Dans un remarquable travail sur les climats des
régions de la France, le professeur Martins s'exprime
ainsi, touchant les rapports qui existent entre ces
différents climats et le génie non moins divers de

____

(1) Albert Gaudry ; *Une Mission géologique en Grèce* (*Revue
des Deux Mondes*), tome X, année 1857.

leurs habitants : « Il n'est pas de voyageur qui
» n'ait été frappé, dit-il (1), après avoir passé le
» Cher, des changements de forme et d'aspect des
» habitations. Les toits sont plus plats et plus
» longs, les ouvertures plus grandes et plus nom-
» breuses, la maison est gaie comme le caractère
» de celui qui l'habite : on croit entrevoir des
» fabriques italiennes. Sous le ciel tempéré de l'A-
» quitaine l'esprit français s'est développé dans
» toute son originalité native, sans aucun mélange
» du génie des races étrangères ; sa vivacité n'a
» rien de l'exubérance italienne ou espagnole, et
» la sérénité de son bon sens n'a point été obscur-
» cie par les brouillards de la philosophie alle-
» mande. La Touraine a produit Descartes, Rabe-
» lais, Paul-Louis Courier ; l'Auvergne, Pascal ;
» la Gascogne, Montaigne et Montesquieu ; le
» Périgord, Bernard de Palissy ; tous génies émi-
» nemment Français, purs de tout alliage exoti-
» que. » Tout cela est juste et bien exprimé ; mais
l'auteur ajoute plus loin cette remarque : « Main-

____

(1) Martins ; *Du Climat de la France et de son influence sur son
agriculture et le génie de ses habitants* ; *Annuaire météorologique
de la France* ; année 1850.

» tenant que le niveau de la civilisation, passant
» sur toutes les populations, achève d'effacer ses
» traits caractéristiques, le contraste entre le
» Français du Nord et celui du Midi devient de
» moins en moins sensible. » Le docteur Martins
aurait pu compléter sa pensée en disant que ces divers types ne s'effaceraient pas de sitôt. L'émigrant
même a beau secouer la poussière du sol de la
patrie qui s'attache à ses pieds, il en reste toujours
quelque chose, et ce quelque chose est pétri dans
la substance de son organisme. La race anglaise se
retrouve avec ses caractères les plus essentiels dans
la race anglo-américaine. Ce n'est plus le même
peuple que cette population presque nouvelle;
mais par un concours de mélanges, de circonstances et de climat, elle est devenue une race à
part, une sorte de métal de Corinthe qui tire des
éléments qui le composent son éclat, sa force et
son prix. Je me souviens d'avoir lu dans un vieux
livre de géographie du xve siècle que la race française, remarquable par la gracilité des formes de
la femme et la pâleur des visages, produisait des
hommes de feu. Ce feu qui ne vivifie pas seulement
l'esprit, mais qui brûle surtout dans le cœur, n'a
pas, je crois, beaucoup baissé de température.

Quand on examine une population de près, dans une région circonscrite, on voit bientôt, à côté des exceptions les plus variées et les plus nombreuses, la loi briller dans tout son éclat. On reconnaît alors, et c'est sans aucun effort de recherches, que la partie qui fait le fond de cette population, celle qui reste fixée au sol par les attaches de la médiocrité ou du travail, conserve presque sans altération une saveur particulière de tempérament, d'esprit et de caractère ; cette saveur s'appelle pittoresquement le goût du terroir. Les habitants de la France sont fortement attachés par les liens du langage, de l'intérêt, des besoins et des idées. Ils forment peut-être l'association nationale la mieux fondue qui fût jamais dans tous les temps de l'histoire. Que de différences pourtant, séparent le Normand du Languedocien de Toulouse et de Montpellier ! Combien sont grandes celles qui existent entre le Breton des rives de l'Océan et le Marseillais des bords de la Méditerranée ! Malgré tous les frottements et même tous les alliages, l'empreinte subsiste et accuse à peu près les mêmes reliefs que par le passé. Je connais une ville située non loin des Pyrénées et qui forme comme le centre d'une étoile de vallées couvertes de riches cultures. Le ciel y est beau ; un vent vif, qui a quelque parenté avec le mistral, y agite de temps en temps l'atmosphère ; l'hiver n'y prolonge pas ses rigueurs ; l'air y est sain et la santé publique bonne. Les coteaux plantés de vignobles produisent une liqueur provocatrice de l'innervation cérébrale qui se consomme dans le pays. Les habitants se distinguent à côté de leurs voisins par la vivacité bruyante et le joyeux entrain de la race méridionale, par une verve qui fait des poëtes et même par une originalité qui offre de rares modèles d'excentricité. C'est bien au ciel et au sol qu'il faut demander le secret de ce caractère. Tous les voyageurs sont frappés de la physionomie mélancolique et quelquefois maladive qui distingue les femmes des villes italiennes riveraines de la Méditerranée ; c'est la grâce unie à la langueur. Les artistes lui ont donné le nom de *morbidezza* et se sont appliqués à la reproduire dans leurs œuvres. A quelle influence est-elle due ? Il faut bien s'adresser encore au climat ; on peut même nommer la cause principale du phénomène. Le *scirocco* ne jouerait-il pas ici le rôle dévolu au *mistral* dans la proverbiale impétuosité du caractère marseillais ? Les très-grandes villes, comme les capitales populeuses que notre temps voit se former, ne diffèrent pas seulement par les quartiers, elles diffèrent aussi par les climats ; climats plus artificiels que naturels, si l'on veut, mais qui ne forment pas moins une association de causes fécondes en effets durables. Je voyageais sur la côte de Gênes, en compagnie d'une Française et d'un Italien de distinction ; peu après une conversation insignifiante, l'Italien s'adressant à la dame, lui dit ces paroles, qui après bien des années ne sont pas sorties de ma mémoire : « Vous êtes » née à Paris, mais vous n'appartenez ni à la » Chaussée-d'Antin, ni au faubourg Saint-Germain, » vous êtes du Marais. » La fine sagacité de l'observateur n'avait pas fait fausse route. Les *latitudes* de Paris ne sont pas un vain mot inventé pour servir quelque boutade de feuilleton ; elles expriment avec bonheur une réalité physiologique.

Faut-il parler d'une influence de climat poussée jusqu'à l'état pathologique ? Les exemples se presseraient sous ma plume ; je n'en prends qu'un pour être bref. Il règne à Londres, où l'atmosphère humide et terne pèse, dans les mauvais jours, sur la ville comme une calotte de plomb, une affection lypémaniaque qui conduit souvent au suicide. On connaît le nom de cette maladie singulière et fatale, c'est le spleen. L'influence qui le fait naître s'exerce aussi sur le caractère; elle n'est pas pour peu dans cet *humoristisme* si difficile à imiter et qui s'observe particulièrement sur les habitants de la capitale anglaise. A une question sur sa nature, voici une réponse catégorique. « Les vents » d'est du printemps, dit M. Babinet (1), qui au » commencement d'avril tourmentent si cruelle- » ment les constitutions nerveuses au moment où ils » attristent la capitale de la France, poussent au » suicide les habitants de Londres habitués à une » atmosphère plus humide. » L'observation atten- tive pourrait trouver peut-être que le vent d'est n'agit pas seul dans l'évolution de cet état patholo- logique ; mais tout ne prouve-t-il pas qu'il en est le principal instrument ?

La climatologie forme un ordre à part dans la thérapeutique, puisqu'elle est de tous les temps et de tous les lieux. Il a fallu une découverte pro- curée par la recherche où le hasard pour faire connaître et utiliser chaque agent médical. Ceux que renferme la climatologie s'imposent d'eux-

---

(1) Babinet ; *Études et Lectures*, vol. 5ᵉ, pag. 252.

mêmes à l'observation. Ils n'en attendent pas la fortune, ils vont au-devant d'elle. Aussi les plus grands médecins depuis Hippocrate et en commençant par lui, ont constaté les effets physiologiques des climats et ont apprécié leur valeur comme agent thérapeutique, puisqu'ils en ont tenté l'application. Il est vrai seulement qu'ils sont restés bien loin du but qu'ils avaient si clairement entrevu. Notre siècle n'a pas à s'en plaindre, alors qu'il a reçu pour héritage une si belle tâche à remplir!

CHAPITRE II.

CE QUE FUT LA CLIMATOLOGIE CHEZ LES ANCIENS,
ET CE QU'ELLE DEVINT
DANS LES ÉCRITS DES GRANDS MÉDECINS ÉPIDÉMISTES.

Tant que la climatologie ne fut pas séparée de
la météorologie, c'est-à-dire de la science spé-
ciale des météores, elle partagea son sort, bien
humiliant comme on va le voir, et qui ne semblait
pas lui préparer, dans la suite des temps, une grande
fortune. La météorologie qui comprenait ancien-
nement l'astronomie, laquelle donna le jour à cet
enfant mal conformé connu jusqu'à la période
finale du moyen âge sous le nom d'astrologie, était
méprisée comme une vaine science. Elle excitait
le rire et était du domaine de la comédie. Il semble
que le nom de *sophiste* ait été donné d'abord aux
météorologistes ; Aristophane, qui ne manquait
pas de les maltraiter lorsqu'il en trouvait l'occasion,
n'avait pas craint d'infliger le nom de météorologiste

à Socrate, pour le livrer à la risée publique (1).
Le grand observateur Aristote releva la météorologie du discrédit où elle était tombée; et ce fut de
ses enseignements comme des préceptes laissés par
Hippocrate que la postérité médicale tira les connaissances qui devaient lui servir de guide dans
cette direction. Des autres auteurs grecs les travaux
sur la météorologie sont de peu d'importance, dit
Ideler, *reliquorum græcorum de meteorologia,
opera exigua sunt.* Les successeurs d'Aristote dans
cette science ne furent, en effet, que ses commen-
tateurs. Mais les notions sur l'influence des climats
sur l'homme étant familières aux esprits cultivés,
combien devaient-elles l'être aux médecins nourris
de la tradition hippocratique! « Il est très-notoire, dit
» un traducteur de Polybe (2), que les régions du
» ciel font les nations différentes entre elles de façon
» de vivre, de figure, de teinte et de beaucoup de
» disciplines. » Les *disciplines*, c'est-à-dire les
effets des causes qui constituent l'ensemble des
forces d'un climat, sont certes bien nombreuses, et

----

(1) Ideler; *Meteorologia veterum Græcorum et Romanorum.*
— Introduction.

(2) *Les Histoires;* livr. IV, pag. 133. — Lyon, Jean de Tournes,
1558.

de telle façon que les recherches les plus assidues et les mieux favorisées ne viendront jamais à bout de les pénétrer toutes.

La climatologie médicale avait commencé à se dégager de la météorologie pendant la période romaine. Celse qui a résumé les connaissances comme les opinions de son temps sur la médecine donne, comme on sait, les conseils suivants dans le chapitre consacré à la phthisie, ce fléau de toutes les grandes cités à toutes les époques de l'histoire (1). « Il est bon, si les forces le permettent, d'aller » chercher les bienfaits d'un air plus doux que » celui qu'on avait l'habitude de respirer, soit par » une navigation, soit par un changement de climat. » C'est ainsi que de l'Italie on peut se porter à » Alexandrie d'Égypte. » Le Nil, sinon l'ancienne capitale du vaste pays qu'il traverse, a pris place depuis longtemps déjà dans la thérapeutique des climatologistes contemporains. L'antiquité connaissait les effets des atmosphères composées par les émanations résineuses des forêts de conifères (2),

---

(1) Celsus; *de Medicina*, pag. 169 ; Padoue, 1722. Édit. comminienne.

(2) *Idea medicinæ veterum*, pag. 309 ; édit. Elzevir., Liége, 1637.

et les phthisiques allaient habiter ces régions répu-
tées favorables, mais sans doute avec plus de confiance que de succès. Pour juger des efforts, il ne
faut pas toujours regarder aux résultats, car ceux-
ci peuvent être d'abord imparfaits ou se faire longtemps attendre.

On reste frappé d'admiration en suivant ce
travail, non dans les médecins, mais dans des
auteurs de la même période étrangers à la médecine. Les classiques de l'agriculture (1) tra-
cent des préceptes et des règles touchant les
conditions météorologiques des saisons qui sont
les climats de l'année et des climats proprement
dits, avec une précision qui laisse moins à désirer
qu'elle ne donne à apprendre. En quelques endroits
ils en montrent même les influences sur l'homme
sain, avec un bonheur d'analyse difficile à trouver
chez les plus compétents et les plus habiles. « Voici
» en quoi consistent les preuves de la salubrité de
» l'air, dit Palladius (2). Les lieux sont dépourvus
» de vallées profondes, les nuits n'ont pas de brouil-
» lard, les habitants ont une coloration saine, la

---

(1) *De Re rustica*, par Columelle, Caton, Varron, Palladius, etc., etc.

(2) *De Re rustica, de acris probatione*, lib. 1, tit. III.

» tête n'est sujette ni à l'appesantissement ni à la
» douleur; les yeux sont fermes devant la lumière ;
» l'ouïe est nette et la voix pure. » Combien la
climatologie médicale aurait fait de chemin si, depuis l'antiquité, des médecins zélés et clairvoyants
avaient minutieusement décrit les influences météorologiques de chaque région, sur l'individu comme
sur la race !

De vrais, de profonds observateurs sont entrés
plus tard dans cette voie. Ce n'est pas dans ce
temps qui a précédé le règne des médecins de Molière dont on voit les types chez les confrères de
l'humoriste Guy Patin (1) et qu'un auteur récent a
fait connaître dans ses détails les plus singuliers (2).
L'époque appartenait alors moins à l'observation
qu'aux disputes sans fin et au latin sans mesure. Peu
après, apparurent les travaux des grands médecins
épidémistes, et on peut le dire avec assurance, ces
modèles dans l'art difficile d'observer ont rendu les
plus grands services à la climatologie médicale. Lan-
cisi, l'illustre médecin du pape Clément XI, se dis-

____

(1) *Lettres choisies* : consulter les éditions sans commentaires,
par exemple celle de 1692, de Jean Petit, en 3 vol.

(2) Maurice Raynaud ; *Les médecins du temps de Molière :
mœurs, institutions, doctrines.*

tingue par des écrits qui analysent autant qu'une sage et pénétrante observation pouvait y parvenir les conditions fixes et passagères du ciel romain. L'auteur fait d'abord connaître ce qu'est ce ciel, avant de montrer ce qu'il peut devenir et avant de rechercher comment les habitants, après s'être développés sous l'influence des conditions météorologiques et telluriques ordinaires, reçoivent les influences temporaires. Qui ne sait pas que ces deux chapitres détachés d'une même pensée sont un chef-d'œuvre? Ils sont surtout un enseignement. Ils montrent l'inséparabilité de l'épidémiologie et de la climatologie (1). Que serait en effet la première de ces sciences sans l'autre? où aboutirait-elle? quels fruits porterait-elle? Il faut un fondement à toute chose et on ne constitue pas une science en l'air, sans l'appui nécessaire de son soutien naturel. Dès qu'un médecin entreprend de pénétrer le secret d'une épidémie, dans ses causes les plus éloignées comme les plus prochaines, il lui est indispensable de posséder la connaissance du théâtre de cet orage pathologique. Quelle est la hauteur connue, la

---

(1) *De nativis cæli romani qualitatibus*; on doit y joindre le travail intitulé : *De adventivis cæli romani qualitatibus.*

disposition des montagnes, la forme et la profondeur des vallées, quel est l'air, quelle est la lumière, quel est le sol, *terra autem ipsa consideranda*. A ces questions jointes à tant d'autres afférentes à la météorologie et aux sciences qui y touchent de près, le médecin doit chercher à trouver des réponses. C'est en cela que consiste le premier pas dans le bon chemin, celui qui conduit aux conclusions justes et aux vérités fécondes. Une fois engagé dans cette direction, il n'y a qu'à persister pour parvenir à répandre quelque lumière sur les obscurités des épidémies.

Si les plus grands épidémistes sont ceux qui ont le mieux pénétré le *sens*, j'entends par là la signification physiologique du climat où ils poursuivaient leurs recherches, c'est parce qu'ils ont suivi la vraie, la seule méthode, une méthode qui s'impose au génie comme à la médiocrité. Forcément il faut commencer en effet par le fondement ou le nécessaire dans toute œuvre qui se propose un but sérieux. Les travaux ne sont pas également féconds sous la même main. Tel esprit réussira, tel autre n'aura fait preuve que d'une bonne volonté stérile. Mais tous les deux auront eu certainement l'intelligence de leurs devoirs; ils auront compris que par moitié, l'épidémiste est ou doit devenir climatologiste.

Le professeur Fuster, dans un livre aussi original que remarquable pour la grandeur du sujet, et dont on n'a pas dit assez de bien, malgré la couronne que l'Académie des sciences tressa pour lui il y a un quart de siècle (1), montre l'étendue des services rendus par les épidémistes. Il prouve, en des détails nombreux, que la connaissance de l'histoire médicale de notre zone tempérée est due à leurs travaux. Cette histoire, quelque importante qu'elle soit, n'est pas complète encore, dit l'auteur. Aux matériaux qui existent et qui se sont accumulés il faut en joindre d'autres, pour que l'ensemble, lorsqu'une habile et courageuse main entreprendra de l'édifier, ne présente pas de lacunes. Voici, du reste, ajoute-t-il, comme pour aiguillonner par l'exemple, les noms honorés de ces nobles et vaillants travailleurs à qui nous devons tant d'observations judicieuses, tant de descriptions pleines de vérité et de relief, tant d'appréciations frappées au coin du génie, autant sur les conditions des cli-

---

(1) Fuster; *des maladies de la France, etc.*; Paris, 1840 ; page 516 et *passim.*

mats que sur les constitutions épidémiques. Ces noms appartiennent à bien des pays de notre Europe. Pour la France seulement n'avons-nous pas ceux de Fernel, Houiller, Baillon, Rivière, Raymond (de Marseille), Lepecq de la Clôture et Fouquet, dont les œuvres immortelles forment des modèles du genre?

La lecture de ces œuvres, dont les plus anciennes ne remontent pas bien loin, donne tout d'abord à réfléchir aux bons esprits. D'où proviennent cette profondeur de vues, cette grandeur de conception qui les distinguent? Comment s'expliquer cette supériorité qui les place si haut, sous le double rapport de la pensée et de l'art, au-dessus des productions contemporaines de même espèce? La race des bons esprits n'est pas perdue ; ils sont au reste favorisés dans les travaux d'analyse, par les puissants auxiliaires que la science moderne a mis si largement à leur service. Avec leur concours, que ne peut faire et où ne peut atteindre un observateur ! Il lui est permis de croire qu'il attachera à ses recherches un cachet de précision inconnu jusque-là et qu'il portera plus loin et plus haut que ses devanciers, le juste et glorieux renom de son œuvre. Cependant, cette supériorité évidente reste ce qu'elle était ; elle ne paraît pas, jusqu'à présent, s'être déplacée au profit d'une rivale. D'où vient cela ? Il faut le dire, le rappeler, c'est que les vieux épidémistes sont entrés pleinement et non d'un pas timide dans la voie qu'il fallait nécessairement suivre pour conquérir de grands résultats. Ils ont commencé par le commencement, voilà tout leur secret. Loin de passer rapidement sur des prolégomènes indispensables, ils les ont justement considérés comme un de ces chapitres importants qu'il faut se garder d'omettre, car sans lui la chaîne serait brisée par absence d'un de ses plus solides chaînons. Après avoir étudié soigneusement la région, *terra autem consideranda,* suivant l'enseignement antique, ils ont ajouté et pratiqué cet autre précepte : *plebe autem ipsa consideranda,* sans oublier le précepte du moraliste grec qui prescrit de s'observer soi-même. Tel a été le procédé et il ne pouvait y en avoir de meilleur.

L'organisme a en effet un rôle, un rôle de grande importance dans les observations de climatologie médicale. Que ceci n'offense personne. Que les plus amoureux de l'instrumentation des observatoires n'en veuillent pas au défenseur de cette vérité, qui peut revêtir à l'œil des contemporains la couleur

trompeuse d'une assertion. Je le répète, malgré
tout, l'organisme a un grand rôle à remplir dans
les observations de cette espèce. N'est-il pas un
instrument vivant? N'est-il pas doué d'une sensibilité vive et n'a-t-il pas une réponse toute prête et
même une réponse éloquente à toutes les questions
qui peuvent le provoquer. Il convient de repousser
ce type des instruments pour faire de la climatologie pure, ce que j'appellerai de la climatologie
de cabinet ; mais de la climatologie appliquée à la
prévision des maladies et à leur traitement, c'est
autre chose, et, loin de le repousser, il serait difficile, il vaut mieux dire impossible de se passer
de lui. Il s'agit, qu'on veuille y réfléchir, de pénétrer les influences des causes naturelles sur les
corps vivants. Or, quel est l'instrument assez heu-
reusement doué pour tenir lieu du corps vivant
lui-même? Cette doctrine ne condamne pas sans
merci les auxiliaires, en leur imposant un silence
que, dans l'état de la science contemporaine, ils
ne doivent plus garder. Elle les met à leur vraie
place, voilà tout.

Cette manière de procéder est celle dont Hippocrate a donné le premier exemple. *Constitutio
temporis prima;* avant toute chose, l'analyse de

l'état du temps et ses effets sur la population de là ville et du pays et sur le malade lui-même. C'est cette phrase brève et significative qui sert de préface à l'histoire des maladies populaires, et qui donne la conception d'une des œuvres les plus remarquables de la collection. A quels résultats une telle méthode, suivie avec un sage esprit d'analyse, peut conduire ceux qui la prennent, même sans les moyens accessoires dont le concours est si précieux ? Jusqu'où peuvent-ils atteindre, si on assigne à chaque espèce de moyens d'observation, sa place, ses limites, sa valeur, si on comprend bien qu'on ne doit leur faire parler que le langage qui leur est propre ? Le passé l'a montré dans quelques traités impérissables, il faut espérer qu'à son tour l'avenir le montrera.

CHAPITRE III.

La fidélité à la tradition n'est pas précisément dans le caractère de notre temps. Ce qu'on écoute et qu'on suit le moins, ce sont les leçons et les exemples du passé. Orgueilleux du présent, chacun croit qu'il peut suffire à toutes choses. Il ne faudrait pas oublier pourtant que le monde ne commence pas à chaque génération et que tous les ordres de connaissances sont liés par la succession et s'enrichissent par l'héritage. La climatologie médicale n'a pas tenu compte de tout cela. Il ne serait pas sans utilité de comprendre qu'il y a mieux à faire.

Les procédés mécaniques ont pris dans notre siècle, pour les recherches scientifiques, la place autrefois occupée par les procédés intellectuels. Depuis que l'instrumentation des laboratoires et des cabinets de physique a doté l'observateur de moyens d'investigation d'une rare précision et d'une facile mise en œuvre, elle s'est substituée à l'initiative personnelle. Ce n'est pas l'observateur qui apprécie, qui juge, c'est l'instrument dont il ne fait qu'enregistrer les réponses avec le respect dû à l'infaillibilité. On n'aurait ni à s'en étonner ni à s'en plaindre, on n'aurait qu'à s'en applaudir pour les recherches de l'ordre physique. Mais quand il s'agit de recherches de l'ordre vivant, l'instrumentation ne laisse-t-elle pas beaucoup à désirer et ses oracles ne sont-ils pas pleins de déceptions pour qui leur accorde trop de confiance ?

Voici cependant comment on procède dans les questions de climatologie médicale. On collige les différentes lectures des thermomètres, baromètres et autres instruments d'observation disposés pour obtenir les diverses expressions météorologiques d'un climat. On prend les moyennes de manière à se rapprocher au plus près, du caractère probable de ce climat, et puis on interprète médicalement. La conclusion consiste à dire que tel langage de l'instrumentation étant donné, le climat qui a été analysé par cette méthode convient à telle espèce de maladies comme à telle catégorie de malades. Lorsque cette manière de raisonner conduit à la vérité, ce ne peut être que par exception. La grosse part des applications ou des conséquences doit être nécessairement vouée à l'erreur, quelque déplaisir qu'un tel aveu dépouillé d'artifice puisse faire aux partisans exclusifs de la méthode.

Les instruments d'observation ne peuvent tenir lieu de l'observateur. Quelque précis, quelque délicats qu'ils soient, ils ne sont pas aptes à exprimer les différents modes de sensibilité qu'éprouvent et que manifestent les organismes sous des influences météorologiques diverses. Il n'y a qu'une échelle qui leur soit appropriée et qui mérite quelque foi, c'est celle qui marque les différences sur le thermomètre humain. Personne ne l'ignore parmi les climatologistes, à l'occasion même ils l'attestent. J'ai remarqué souvent qu'un hommage à la vérité étant chose facile et louable, il ne coûte pas beaucoup même aux plus récalcitrants : c'est à l'œuvre que la difficulté commence. Quand il s'agit de prendre la bonne voie, on la méconnaît et on s'en écarte : que ce soit par habitude, par préjugé ou par paresse, on préfère aux moyens d'observation physiologique les procédés mécaniques. Ceux-ci se passent de toute intervention intellectuelle en

effet ; parlant tous seuls et s'enregistrant eux-
mêmes, ils épargnent le travail de l'esprit tout
autant que le travail de la main. Les autres procédés exigent plus : ils veulent qu'un observateur
justifie le titre qu'il se donne, qu'il observe autrement que par procureur, et qu'il mette dans les
faits qu'il rassemble et les conclusions qu'il en
tire, autant que possible de son intelligence et de
son jugement. Les questions qui s'adressent à
l'instrumentation organique sont de l'ordre direct ;
voilà pourquoi ses oracles sont moins enveloppés
d'obscurité et de mystère.

J'ai ressenti bien des fois ce vent de la Méditerranée, connu en Orient et en Italie, sous le nom
de *scirocco* et dont les effets s'observent jusque
sur le continent de l'Allemagne ; je l'ai ressenti
dans les principales stations de la Péninsule, et il
m'a rarement fait éprouver les mêmes impressions.
Ainsi que la plupart des phénomènes météorologiques, le *scirocco* a une gamme que l'observation
directe fait connaître nuance par nuance, mais dont
aucun moyen instrumental ne peut donner l'idée.
Ma sensibilité était sans doute sujette à erreur,
parce que le corps se trouve rarement identique à
lui-même ; mais la répétition des mêmes impres-

sions, recueillies dans l'état de santé, avec leurs ressemblances et leurs différences, m'avait donné une notion suffisante et même complète des effets physiologiques du météore, relativement au lieu d'observation. Il règne sur les rives du Rhône et de l'Adriatique des vents qui jouent le premier rôle dans la climatologie de ces contrées. Ils sont bien connus l'un et l'autre ; le premier, c'est le *mistral,* le second, c'est le *bora.* Les différents instruments, propres à exprimer l'état de l'atmosphère pendant le cours du phénomène, fonctionnent assez bien, pour fournir des résultats d'une certaine valeur. Ils ne peuvent dénoncer les effets qu'il importe le plus au médecin de constater, les effets relatifs, c'est-à-dire ceux qui s'exercent sur l'organisme. L'anémomètre, pour prendre un exemple, un des instruments les plus utiles de l'arsenal météorologique, donnera la mesure de la force d'impulsion, de l'élan rapide de tel ou tel vent ; il n'exprimera ni l'impression passagère ni la sensation durable qu'en recevra le corps humain. Il faut pour ces mesures exigées par la climatologie médicale, moins un instrument formé de matières inertes, qu'un instrument formé de sang et de nerfs, un organisme vivant.

Le froid, apprécié non pas thermométriquement, mais organiquement, est en raison de l'état dynamique de l'air. Une somme de froid étant donnée, plus il fait de vent, plus cette somme d'influence frigorique prend de l'accroissement et dans une mesure qui semble hors de toute proportion avec l'expression thermométrique. L'auteur d'un voyage en Sibérie, cité par M. Babinet (1), avait observé qu'on souffrait plus d'un froid de 20 degrés quand il y avait du vent, qu'on ne souffrait d'un froid de 35 quand il y avait du calme. J'ai pu mesurer organiquement, sur les rives du Danube et de la Leitha, c'est-à-dire sous le vent qui descend de la mer du Nord et passe sur le continent germanique, les différences de température qui se produisent sous l'influence des différences de rapidité de cette *bora* de l'Allemagne. J'ai gardé particulièrement le souvenir d'une circonstance où mon organisme en parfait équilibre n'était apte qu'à recevoir des impressions normales. C'était en novembre, aux débuts d'un hiver rigoureux, j'éprouvai pendant le règne de ce vent septentrional d'une vitesse au-dessus de la moyenne, un de ces

---

(1) *Études et Lectures*, etc., etc., 1er vol., pag. 106.

froids assez vifs pour couper la respiration, comme on le dit vulgairement, pour faire croire enfin que la congélation commençait à frapper les parties saillantes du visage. Je voyageais, il est vrai, dans une voiture ouverte et au contre-courant de la direction du vent. Mais, ma course n'avait duré qu'une heure environ et je n'avais pas manqué de prendre toutes les précautions d'habillement en usage dans les contrées septentrionales. Quel langage parlait le thermomètre en cette occasion? Il accusait pour le lieu de l'observation un froid hivernal moyen, soit quelques degrés au-dessous de la glace.

Il n'y a pas de médecin, pas de climatologiste surtout qui ne trouve l'occasion de rappeler fréquemment ce précepte à ses malades : — Craignez les transitions !—Pourquoi doivent-ils les craindre ? Il n'y a personne qui l'ignore : l'habitude de plusieurs années et même celle d'un temps court développent un état organique qui le rend plus ou moins sensible à l'impression qui lui est devenue étrangère. Habitué au chaud, on est très-sensible au froid ; habitué au froid on est plus vite incommodé par la chaleur. Ici le thermomètre a des *minima* et des *maxima* variables. Ses extrêmes en se déplaçant, n'expriment des modes de sensibi-

bilité que sur l'échelle si compliquée et d'une si
fructueuse lecture des impressions humaines.
Comment se comporte en ces conjonctures, le thermomètre ordinaire ? Assurément, il n'est jamais
muet ; mais, qu'on nous pardonne cette irrévérence,
il ne sait guère ce qu'il dit. Lorsqu'il marque, en
effet, une température modérée, ce qu'il faudrait
indiquer ne serait-ce pas, soit une température
excessive, soit même une basse température ? Il
faut se faire au langage de cet instrument quand
il s'agit d'observations de climatologie médicale,
pour le comprendre et en tirer un utile parti. Il y
a des circonstances où l'organisme, cet appareil si
délicat qu'il est prophétique dans ses rapports
avec les agents de l'ordre météorologique, devance
même les événements extérieurs. Il avertit le por-
teur de l'appareil des changements qui vont
s'opérer dans l'air et qui ne sont pas encore appré-
ciables. Il est vrai que le baromètre a des préten-
tions à cette sorte de sensibilité divinatoire. Il est
connu, non-seulement qu'il est sujet à erreur,
mais que souvent il se trompe. Dans des questions
d'un ordre si particulier et si complexe, le premier
des moyens d'observation et celui auquel tous les
autres doivent être subordonnés, c'est nécessaire-

ment l'organisme. Pour en obtenir des réponses satisfaisantes, il n'y a qu'une précaution à prendre, c'est de bien poser les questions devant lui.

Le savant qui veut faire de la climatologie appliquée, non cette climatologie pure qui se renferme dans les phénomènes physiques et ne les transporte pas sur le vivant, ce savant doit bien se pénétrer du devoir qui lui incombe ; il ne doit pas perdre de vue qu'il est médecin, et que dans la théorie comme dans l'application, il doit agir en médecin. Le docteur Fuster distingue parfaitement ce qu'il faut se garder de confondre, si on ne veut pas tomber dans une irréparable erreur. « Les » médecins et les météorologistes, dit-il (1), ob- » servent l'atmosphère dans un but tout différent. » Le météorologiste cherche à saisir les caractères » réels ou véritables de chaque constitution atmos- » phérique, à l'exclusion complète des caractères » contingents ou relatifs ; la médecine au contraire » aspire à démêler dans chaque constitution atmos- » phérique les caractères relatifs à l'homme, s'en » référant à la météorologie pour les caractères né- » cessaires et absolus. »

____

(1) Ouvr. cit., pag. 371.

Ces lignes, pleines de justesse et de bon sens, marquent exactement les différences profondes qui séparent la météorologie de la climatologie médicale. Cependant les médecins climatologistes se corrigent-ils de l'espèce de confusion qu'ils ont laissée se produire entre ces deux sciences qui ont une fonction distincte et séparée ? Au lieu de changer de voie, ne persistent-ils pas dans celle où ils se trouvent engagés par paresse d'esprit en même temps que par esprit d'habitude ? Que se passe-t-il en effet ?

Au nombre de ces médecins qui ne manquent ni d'ardeur ni de savoir, il y en a qui abaissent l'observation médicale devant l'observation instrumentale, avec le sentiment profond qu'ils marchent droit dans le chemin du progrès et des découvertes. Le *Météorologisme,* en climatologie appliquée, est comme l'esprit dans les opérations de l'intelligence, il sert à tout, mais il ne suffit à rien. Les médecins climatologistes doivent ne pas oublier à quoi les oblige leur titre. L'avancement de la science qu'ils cultivent ne saurait dépendre du nombre ni même de la précision des éléments météorologiques obtenus par la multiplication des observations et l'usage de plus en plus répandu des instruments à leur

usage, mais du rang assigné à cet ordre de faits,
en présence des phénomènes de la santé et de la
maladie. Voilà la limite qu'il est indispensable de
tracer.

Si la fausse direction que je viens de signaler
n'est pas changée, si rien, si aucune intervention
salutaire ne vient en corriger le vice, le hasard
seul donnera des résultats utiles. On ne met pas
impunément l'accident à la place de la règle, ou
l'accessoire à la place du principal ; ce n'est pas
impunément non plus qu'on cherche des solutions
médicales en dehors de l'observation médicale.
L'expérience est, du reste, faite à cet égard. Personne n'est plus à se demander, parmi les climatologistes les plus éclairés, où conduit l'abus de la
météorologie dans les problèmes de la pathologie
et de la thérapeutique. Si bien peu le disent avec
le courage que donnent les bonnes causes, il y en
a un grand nombre qui le soupçonnent et beaucoup
qui le savent. Lorsque le docteur Fuster publiait
son livre, il y a vingt-cinq ans, la météorologie
avait été déjà justement accusée d'être une source
d'erreurs médicales. L'erreur n'était pas le fait de
la science elle-même, mais de ceux qui ne savaient
pas s'en servir. On avait méconnu sa portée et on

lui avait demandé ce qu'elle ne pouvait donner, peut-être avec plus d'irréflexion que de confiance.

« On se récrie, dit en effet le même auteur (1),
» contre les erreurs où les observations météoro-
» logiques entraînent la pathologie. A la manière
» vicieuse dont on la pratique, on devrait plutôt
» se récrier, s'il s'en fait par hasard, des applica-
» tions heureuses. *Les médecins de nos jours*
» *n'observent pas l'atmosphère pour leur propre*
» *compte. Quand ils s'en occupent, ils abdiquent*
» *volontairement leur condition de médecins et se*
» *transforment en météorologistes.* Ils perdent de
» vue, en se mettant ainsi à la remorque des phy-
» siciens, que leur objet est tout spécial et qu'ils
» ne doivent étudier l'atmosphère que dans ses
» rapports avec nos affections. Que dirait-on du
» météorologiste s'il voulait régler les lois de la
» météorologie, d'après les perturbations atmosphé-
» riques des régions inférieures de l'air et sur les
» expressions protéiformes du sentiment vital ? On
» en dira autant du médecin lorsqu'il détermine
» l'action de l'air sur l'organisme, sans se mettre
» en peine de l'état de l'atmosphère au contact de

---

(1) Ouvrage cité.

» nos organes, non plus que des variations innom-
» brables de leur mode de sentir. »

Habent sua fata libelli, les livres ont leurs des-
tinées comme les idées. Celles-ci comme les autres
ont beau plaider une bonne cause, quand le jour
du triomphe n'est pas venu, les oreilles le mieux
organisées se font sourdes pour ne rien entendre.
Les accusations adressées à la météorologie depuis
le commencement du siècle ne lui ont pas enlevé
des partisans; ils lui en ont donné. Le temps n'est-il
pas aux machines et l'esprit humain fourbu comme
si des travaux disproportionnés à ses forces l'avaient
frappé d'impuissance, trouve-t-il désormais moins
de ressources en lui-même que dans une instrumentation docile sous sa main? Cet état de choses
devrait-il durer qu'il ne faut pas l'absoudre par le
silence. La climatologie médicale ne peut pas le
subir. La société attend d'elle, en effet, des services
d'autant plus grands que la clientèle qui a recours
à ses ressources a déjà pris un rapide accroissement et qu'elle est destinée, comme chacun peut
le prévoir, à grandir bien plus encore.

CHAPITRE IV.

Un auteur de mérite qui s'est occupé de climatologie médicale, non en contemplateur ni en théo-
ricien, mais en praticien habile, a écrit les phrases
suivantes dans un livre substantiel publié il y a
peu d'années (1) : « Nos connaissances en climato-
» logie médicale laissent encore beaucoup à désirer.
» Il faudrait qu'un médecin observateur rigoureux
» impartial, détaché par conséquent, je ne dis pas
» des intérêts de clocher (je crois presque tous les
» médecins au-dessus de ces viles influences),
» mais de l'engouement naturel pour le ciel natal,
» séjournât plusieurs années dans chacune de ces
» stations et nous donnât le résultat de son opinion

(1) N. Gueneau de Mussy: *Leçons cliniques sur les causes et le
traitement de la phthisie pulmonaire*, pag. 72, Paris 1860.

» personnelle. Un pareil travail absorberait toute
» la vie d'un homme, mais cet homme aurait bien
» mérité de l'humanité. » Certes, un homme, un
bon esprit qui entreprendrait une pareille tâche et
saurait la mener à bien, aurait accompli une œuvre
aussi importante qu'utile. Mais si l'art est long, la
vie est trop courte. Quelle est celle qui pourrait
atteindre assez d'années pour permettre l'exécution
d'un pareil programme, aujourd'hui surtout que le
nombre des stations a pris un si rapide développement?

Il n'y a qu'un remède à opposer à l'insuffisance
d'un seul, c'est le concours de plusieurs. Un groupe
de travailleurs pénétrés des devoirs qui incombent
aux médecins climatologistes, réaliserait ce qui
serait au-dessus des forces et du temps accordés
au plus capable d'entre eux. *Viribus unitis*, c'est
la devise du progrès; pour avoir toute sa puissance,
le levier ne doit pas, en effet, être manœuvré par
une seule main. Il n'est pas question seulement du
zèle qui ne fait jamais défaut dans notre pays; la
France a toujours été la terre des hommes de bonne
volonté. Ce qu'il faut, ce qui est essentiel, c'est
une entente commune dans une direction qui se
propose un but visible et sérieux. Dans ces condi-

tions, ceux qui se décident à marcher ne vont plus au hasard des aventures du chemin ; ils voient devant eux et savent où ils doivent arriver.

Cette direction, on sait en quoi elle consiste pour toute œuvre de climatologie médicale. Il n'est pas inutile d'y revenir, car on ne saurait trop insister sur l'emploi et la qualité des moyens indispensables pour obtenir un grand résultat. Il faut sacrifier l'abus de l'instrumentation météorologique à l'usage intelligent de l'observation personnelle. Le médecin climatologiste qui veut travailler avec fruit, ne doit jamais perdre de vue qu'il n'est pas un météorographe. Il est un observateur attentif de l'influence des agents extérieurs ou des forces météorologiques sur l'économie vivante, dans le dessein d'en faire profit et application pour les besoins de l'hygiène, comme pour les exigences de la maladie. Il faut tenir grand compte de ces agents extérieurs ; ils ont leurs droits et il est de toute nécessité de les pénétrer dans leur nature, dans leurs phénomènes, dans leurs écarts ou leurs vicissitudes. Le travail qu'il importe surtout de ne pas négliger, c'est celui qui consiste à surprendre les relations de ces agents avec les organismes sains ou malades qui en subissent l'action et les changements divers qui expriment l'influence bonne ou mauvaise qu'ils en ont reçue. Le tableau climatologique d'une station exécuté suivant ces règles n'accorderait pas le premier rang à la météorologie ; il la placerait où elle doit se trouver pour bien figurer dans l'ensemble et ne pas nuire à l'harmonie. C'est en cela que l'œuvre deviendrait ce qu'elle doit être, une œuvre médicale dont la valeur se juge autant par la logique et la sûreté des préceptes que par les avantages ou l'efficacité des applications.

Qu'on agrandisse le théâtre de l'action, qu'on imagine un groupe de ces tableaux exécutés dans un même esprit, par des intelligences façonnées aux leçons comme exemples des grands épidémistes, quel est le sort, l'heureuse fortune qui en sortirait pour la climatologie ? Il y aurait d'abord un premier pas de fait qui serait un grand pas, ou pour mieux dire, un grand acte. La science des climats, dans leur alliance avec la médecine, aurait planté dans le vaste champ qu'elle s'est tracé, d'excellents points de repère. Si elle n'avait pas déjà fait une œuvre importante par son étendue comme par sa portée, elle l'aurait du moins bien commencée. En tout cas, elle aurait bien préparé le terrain en le consolidant, en portant la lumière dans ses principales parties. J'imagine que le médecin ne s'y trouverait plus alors, comme en pays perdu, obligé de se livrer à peu près à ses propres inspirations et conduit, par cela même, à se plaindre des déceptions et à se décourager dans sa confiance.

Il y a quelques années déjà, dix ans à peu près, le gouvernement autrichien fit dresser une carte d'un grand intérêt médical, la carte sanitaire de l'Empire, y compris le territoire de l'Italie septentrionale. Elle a pour but de marquer les différents degrés de salubrité du sol (1). D'un coup d'œil, on peut y lire tout ce que son titre permet d'y chercher. L'étendue comme les frontières des lieux salubres, de ceux qui le sont peu et de ceux qui ne le sont pas, y est tracée avec la netteté qui distingue les travaux graphiques les plus remarquables. Peu d'années après, je signalai, dans un travail sur les conditions de l'air vénitien (2) l'existence de cette carte, que ceux qui dirigent l'esprit scientifique en France n'avaient pas songé à dresser

---

(1) *Sanitäts karte der œsterreichischen Monarchic*, en 19 feuillets, 1853.

(2) Ed. Carrière, *Les eaux, l'insalubrité et le climat de Venise et de sa lagune.* (*Union médicale*, n⁰ˢ 42 et 49, 1863.)

pour leur pays. Si ma voix avait été plus éloquente, peut-être eût-elle été entendue. Mais je prêchai dans le désert. Je me trompe cependant. Un écrivain connu, un médecin plein de zèle pour les grandes questions d'hygiène publique (1), proposa naguère, l'exécution d'une œuvre aussi utile; il fit même un appel aux médecins pour les exciter à lui donner leur concours. Cette tentative fit quelque bruit, éveilla quelques sympathies, et finalement n'eut pas de succès. Autrefois, et il n'y a pas longtemps de cela, la France hospitalière s'efforçait de démentir ce titre, lorsqu'il s'agissait de prendre en exemple les nouveautés qui n'étaient pas nées sous son ciel. Depuis peu le goût a changé. Les provenances exotiques sont en faveur dans notre science, surtout celles qui arrivent d'outre-Rhin. Je ne sais si, pour son avancement, l'hygiène publique en profitera. En tout cas, voici où nous en sommes. Notre sol est cadastré avec le plus grand soin; il n'y a pas d'accident orographique qui n'y soit connu, pas de pierre qui n'ait un nom et dont on n'indique l'âge et l'origine. Seul, le cadastre de la salubrité territoriale n'a pas été dressé. Il s'en-

---

(1) Le docteur Grimaud (de Caux).

suit évidemment une lacune de quelque importance. S'il ne fallait pas se hâter de la remplir pour cause d'utilité publique, il faudrait le faire au moins par amour-propre national.

Mais la salubrité ne forme, en quelque sorte, qu'un élément dans la pathographie d'une région ou d'un territoire. Réduite à ses proportions légitimes, la question se pose ainsi : jusqu'où s'étendent les endémies de fièvres intermittentes? Où sont-elles fréquentes, où rares, où n'est-il plus possible d'en observer ? Pour le climatologiste, ce côté de la question n'en est qu'un des petits côtés. La sphère de ses investigations prend plus d'étendue. Il embrasse plus de faits, plus de phénomènes. Il lui faut connaître non-seulement les conditions météorologiques qui règnent, mais les effets qu'elles exercent. Ces effets, il ne doit pas les étudier spécialement dans la maladie, il doit les étudier, les surprendre sur l'homme en jouissance de la santé. Je suppose un médecin ou un groupe de médecins en possession des nombreuses pièces d'un tel inventaire, la matière d'une œuvre comme je la comprends, comme je la désire serait trouvée. On pourrait avec ces éléments dresser une carte, non pas une carte sanitaire cette fois, mais une carte de climatologie médicale, d'où le praticien tirerait des indications assez nombreuses et assez sûres pour justifier ses déterminations.

L'œuvre serait laborieuse, difficile, m'opposera-t-on, pour la mener à bien, même en ce qui concernerait un petit territoire, comme un bassin circonscrit par exemple. Combien de détails il faudrait exprimer et qu'il serait impossible de ne pas omettre ! L'obstacle principal ne serait-il pas dans une inévitable confusion ? Les *desiderata* scientifiques ne doivent pas être placés dans la région des rêves. A chaque chose son domaine ; il est interdit aux esprits droits et sévères de transporter le monde de la réflexion et du raisonnement dans celui de l'imagination. Je comprends la difficulté et pourtant je ne m'y arrête pas. Lorsqu'on jette les yeux sur une carte géologique, où la couleur doit exprimer la riche variété des terrains, on est d'abord surpris et peu éloigné de croire que la complication doit y nuire à la clarté. L'ordre sort bientôt de cette confusion apparente et tout y devient visible et saisissable jusque dans ses moindres détails. Ce n'est plus une carte qu'on a entre les mains, c'est un feuillet détaché du grand livre de la nature.

Les climatologistes sont appelés à prendre la

meilleure part, celle de l'initiative et de l'exemple, à l'exécution d'une carte climatologique de la France. A eux il appartient de commencer. Pour dresser la carte climatologique des régions où ils se sont longtemps et attentivement appliqués à étudier les rapports des effets physiologiques aux causes ou aux agents naturels, ils feront un appel aux médecins qui recherchent avec ardeur les occasions d'employer leur intelligence et de montrer leur zèle. Il y a partout en France des médecins honorables, savants, courageux, qui ont le titre de médecins épidémistes et en remplissent avec dévouement les laborieuses fonctions. Leurs travaux resteraient inconnus si, de temps en temps, quelques-uns n'arrivaient jusqu'à l'Académie de médecine, qui les accueille, il est vrai, avec courtoisie, mais qui s'en occupe le moins qu'elle peut. Ils ont un moyen éclatant de se faire connaître en rendant au pays un grand service. Qu'ils deviennent les auxiliaires des climatologistes dans l'œuvre importante que ceux-ci ont la mission et le devoir de faire ; alors, je crois pouvoir l'affirmer avec assurance, cette carte de la climatologie médicale de la France ne resterait pas longtemps à l'état d'aspiration, elle deviendrait une réalité.

On pourrait prétendre encore à mieux que cela dans l'intérêt des nombreuses stations médicales de notre territoire. Après avoir dressé la carte climatographique du bassin ou de la région, ne serait-il pas utile de dresser la carte thermographique de la ville elle-même? On sait les différences qui existent dans les conditions météorologiques des différentes parties d'une station ; ici, c'est la Sibérie; dans le voisinage, c'est la zone torride. Quel est le quartier qui a la faveur des malades? Celui où la mode, comme le hasard, les conduit, où l'agrément du site les invite ; le choix est le plus souvent décidé sans l'intervention du médecin. Sans doute il existe des indications et même de bons renseignements sur la thermographie locale dans les nombreuses monographies publiées depuis vingt ans. En général, on n'y trouve que les grandes lignes, et encore sont-elles tracées sans cette fermeté de main que donne une connaissance approfondie de la matière. Admettons que toutes ces lacunes soient remplies, que cette thermographie soit complétée dans ses détails les plus importants et les plus nécessaires, une telle œuvre ne représenterait-elle pas quelque chose comme une table, un manuel de thérapeutique climatologique propre

à dissiper les doutes et à faciliter. les décisions ?
D'autre part, les stations médicales y gagneraient en
apprenant à s'organiser de mieux en mieux , en
vue des destinations qui leur sont assignées.

Ce travail n'est pas moins difficile que tout autre
à entreprendre, dans le champ encore si inculte et
pourtant si fécond de la climatologie. J'en ai fait
moi-même l'épreuve. Une longue pratique de la
station de Venise m'avait donné la pensée d'en
dresser la thermographie. J'avais observé jusqu'où
s'exerçait tel vent, jusqu'à quel quartier pénétrait
l'autre, quelle était la région qui gardait le plus
longtemps l'humidité, celle qui gagnait rapidement
la sécheresse ; j'avais appris par conséquent où
régnait la moindre chaleur et où se pouvait trouver
la plus grande. Je m'aperçus bientôt qu'il me
manquait bien des éléments pour un tel travail,
ceux qu'il fallait tirer de l'état de la santé et de
la maladie dans les différentes catégories dont
j'avais divisé la ville. Je compris même que le
chiffre brut de ces statistiques n'aurait de valeur
que par l'interprétation, et qu'en tout cas, même
avec toutes les données en main, arriver à quelque
précision était une entreprise aussi délicate que
laborieuse. Mais, je le redis encore, le difficile

n'est pas l'impossible, surtout quand une œuvre qui doit avoir son utilité, ne manque pas de ces serviteurs zélés et intelligents qui, loin de reculer devant les obstacles, y retrempent leur courage et leur énergie.

J'entends murmurer à mon oreille des voix qui veulent une réponse. Comment de si grands efforts pour si peu ! Que vaudraient, en fin de compte, ces cartes de la climatologie de la France et de la thermographie des régions où émigrent nos malades, et ne peut-on pas s'en passer? Des livres (et les livres spéciaux ne manquent pas, puisque, en quelques stations, ils foisonnent), des livres réaliseraient peu à peu les *desiderata* les plus exigeants; avec un peu de patience ils rempliraient les lacunes qui sont ouvertes, comme ils corrigeraient les erreurs qui prévalent et celles qui n'ont pas encore été signalées. Vous connaissez, vous, médecin, ce qu'il est permis d'attendre de l'action du temps, ce grand maître qui fait si bien les choses, puisqu'il a inspiré un système, celui de la *médecine expectante* qui n'a jamais manqué de partisans. Bornez-vous donc, me disent en finissant les mêmes voix, à encourager le travail par l'exemple avec l'espoir que ce ne sera pas sans succès.

Si, pour parvenir à dresser ces cartes, les climatologistes passaient par tous les chemins que j'ai tenté de signaler, elles serviraient au moins à montrer qu'un grand effort avait fini par déterminer une communauté d'idées. C'est l'assentiment sur ce qui est essentiel qui fournit la somme de probabilité la plus voisine de la certitude. L'accord des hommes de savoir et de bonne volonté dans une question comme dans une science est au moins un indice quand ce n'est pas une preuve de la vérité. Si les climatologistes avaient le moyen de manifester cet accord sur les questions nécessaires, n'auraient-ils pas fait un grand pas dans la voie de la théorie comme de la pratique? N'auraient-ils pas ancré leur opinion sur un fond solide et sûr? Ne se sentiraient-ils pas plus médecins que par le passé et plus capables d'en faire partager la croyance aux malades? Personne, ce me semble ne pourrait en douter. Les géologues avaient accumulé les faits et même les interprétations. Le désordre était grand; du reste, la science de la construction minérale du globe en était naguère à ses débuts. Mais, à quel moment la lumière a-t-elle dissipé les ombres de ce chaos? Lorsque les cartes géologiques ont été dressées. Ces cartes n'ont pas seulement donné la représentation de l'état de la géologie dans un lieu déterminé ; quand elles ont compris de grandes surfaces, elles ont représenté en même temps l'accord des opinions compétentes, et exprimé la vérité. Je sais que la climatologie ne peut pas être comparée avec quelque exactitude à la géologie, à l'exception, toutefois, de la climatologie qui n'est pas médicale. Je crois avoir à peine besoin de dire, qu'à côté des moyens d'expression graphique, il y a le livre avec ses démonstrations, ses formules, ses commentaires et ses développements.

Pour arriver à ces résultats, il faudrait un concours de volontés agissant dans le même but et procédant comme un seul homme, comme ce médecin dont parle le docteur Gueneau de Mussy, qui, se séparant de tout intérêt personnel, observerait rigoureusement pendant des années les faits qu'il faut connaître et fournirait ainsi, pour l'œuvre commune, sa part contributive de travail. Voilà certainement ce qu'il faudrait obtenir. Ce ne sont pas les médecins qui manqueraient à l'appel; beaucoup se comportent comme s'il avait été entendu; mais, faut-il le dire? c'est l'appel, un appel sérieux et autorisé, qui leur manque encore aujourd'hui. D'où faut-il l'attendre cet appel ? Faut-il l'espérer des académies ou des institutions officielles qui forment en plus d'un pays le couronnement de l'édifice médical? Qu'on me permette de le dire, puisque l'amour de la vérité se place au-dessus du respect qui se doit à Socrate ou à Platon, l'Olympe de la science n'est pas sans présenter quelques traits communs avec la triste demeure des réprouvés; il est pavé de bonnes intentions. Pour obtenir mieux, il faut descendre dans les cieux de second ordre. Les *Dii minores* qui les habitent donnent plus d'essor aux intentions quand elles sont bonnes, et savent leur imprimer plus de fécondité. Au nombre de ces institutions plus autorisées qu'officielles, académies au petit pied qui ne manquent pas peu d'illustrations parmi leurs membres, compterai-je les sociétés de météorologie, de géologie, et pour citer une société médicale, celle qui porte le nom de société médico-physiologique, nom qui se trouve le premier sous ma plume et auprès duquel je pourrais en placer tant d'autres avec honneur? On sait les services que ces sociétés ont rendus, l'autorité qui les entoure, la considération qu'elles méritent.

D'où faut-il attendre un appel qui s'adresserait à la climatologie médicale pour en rallier les forces éparses et les utiliser pour sa constitution comme

pour son avancement. D'une *societé centrale* comme
on sait les organiser en France et les faire pros-
pérer sur ce terrain de choix ; c'est de ce foyer
d'activité que l'impulsion doit partir.

CHAPITRE V.

Si quelque pays avait le droit de revendiquer
la priorité pour une organisation de la climatologie
médicale, par l'association des climatologistes, il
faudrait l'accorder peut-être à la nation qui est
renfermée entre le Rhin et les Carpathes. C'est à
l'Allemagne qu'appartient de Humboldt le clima-
tographe le plus fécond et le plus original de notre
temps. Berghaus, l'auteur d'un atlas qui n'a pas
d'analogue pour la précision comme pour l'abon-
dance des détails, est né sur le même sol. Muhry,
un autre Allemand, a publié, depuis bien des années
déjà, un livre des plus estimés et des plus complets,
qui contient la climatographie médicale connue des
principales régions du globe (1). Une seule station

---

(1) Muhry; *Klimatologische Untersuchungen*.

Méran, située dans le Tyrol et faisant partie des possessions de l'Autriche a été le sujet d'un grand nombre de monographies et entre autres d'un travail très-répandu du docteur Joseph Pircher (1). D'autres Allemands sont allés continuer la même œuvre loin de la terre natale. Sigmund le professeur de l'université de Vienne a fait sur les stations de l'Adriatique et de la Méditerranée, un livre court, mais substantiel qui a eu plusieurs éditions (2). Le docteur Vivenot, français d'origine, devenu hongrois, a écrit le seul livre qui existe sur la climatologie médicale de la Sicile (3). Un dernier enfin, le docteur W. Reil de Halle, a étudié l'Égypte de manière à laisser peu de chose à dire après lui sur cette contrée (4). A ces titres je pourrais en ajouter d'autres qui n'ont pas moins de valeur et en ont même une plus grande. Les Allemands ont montré avant nous, les rapports de la composition du sol avec les divers degrés de pureté de l'air; ils ont

---

(1) Pircher; *Meran, als klimatischer Curort*; Wien 1860.

(2) Sigmund; *Südliche klimatische Curorte*, etc., Wien 1857.

(3) Vivenot; *Palermo und Seine Bedeutung als klimatischer Curort*; Erlangen, 1860.

(4) Reil; *Ægypten als Winter Aufenthalt für kranke*; Braunschweig, 1860.

fait savamment de la géologie médicale. Leurs droits sont incontestables, et il faut être assez juste pour ne pas les méconnaître, mais il y manque quelque chose. Ce qui fait défaut au zèle et à l'intelligence des climatologistes d'outre-Rhin, c'est la matière elle-même des recherches, ce sont les stations. Sur toute la surface de l'Allemagne, il y en avait deux, lorsque l'empire possédait Venise; il n'y en a plus qu'une depuis que la ville des lagunes est perdue. Méran que je viens de nommer est le seul lieu d'hivernation doué des qualités nécessaires pour bien mériter des malades. Une association de climatologistes ne réussirait pas sur ce vaste pays, le sol ne s'y prête pas.

L'Angleterre (ce pays mérite de ne pas être oublié) a rendu de signalés services. Les Anglais sont des explorateurs intrépides; ils ne vont pas seulement au loin, ils vont partout. Ils n'ont pas seulement découvert des terres aux limites des océans, ils ont découvert chez nous, sur notre propre territoire, au pied de nos montagnes et sur la lisière de nos mers, des stations qui sont devenues des villes; ils ont fait la juste renommée de Cannes, ils ont fondé l'excellente station de Pau. Mais ils ne possèdent que deux établissements climatologiques : l'un, dans les eaux de l'Océan, l'autre sur le territoire britannique, celui-ci c'est Penzance, d'une valeur contestée, l'autre, Madère, d'une valeur incontestable. Mais, là comme en Allemagne, la matière manque pour des études suivies, et pour en tirer des applications fructueuses. Les médecins anglais ne peuvent faire de la climatologie sur leur propre sol; pour la cultiver avec succès puisque leur goût les y porte, ils doivent émigrer avec leurs clients.

Que dirai-je de l'Italie? Cette terre est riche, opulente même en stations médicales. Il s'en trouve partout sur ses côtes embrassées par deux mers et dans les îles de sa dépendance; il y en a même encore à découvrir. Les sujets de travail, loin d'y faire défaut, s'y montrent inépuisables. Une association climatologique y serait donc placée sur son véritable terrain. Sans doute la tâche qui lui serait dévolue n'est pas à commencer. Bien des médecins ont participé aux premières épreuves et opéré les premières récoltes. Telle qu'elle est, la carrière est longue et non moins belle à parcourir. Ce n'est pas tout, car il faut voir ce que sont les hommes. Les Italiens brillent par l'esprit, ils ne se distinguent pas moins par l'intelligence; mais il se mêle à ces qualités des éléments qui en affaiblissent

la portée. Leur facilité à trouver leur donne trop
d'impatience à conclure ; leur organisation fine et
sensible fait prédominer chez eux l'imagination sur
le jugement. Avec des dons aussi remarquables et
même aussi rares, quand ils sont possédés à un tel
degré, on peut faire de la poésie, on fait rarement de
la science. Il y a plus : l'Italie a vécu de trop longs
siècles dans des rivalités de ville à ville pour qu'il
ne lui en reste pas quelque chose. Le caractère de
la race se formant sur les événements de l'histoire,
elle en reçoit son éducation, elle en tire ses préju-
gés comme ses erreurs. Aussi les Italiens les plus
sérieux, pourquoi ne pas l'avouer? sont enclins à
n'estimer que ce qui les touche. La climatologie ne
s'accommode pas de ces tendances, elle repousse
les répugnances violentes comme les sympathies
exaltées ; il lui faut la raison libre de toute attache.

Ce n'est pas par seul esprit de patriotisme, mais
par pure logique que je m'adresse à la France.
Les stations médicales y sont nombreuses et vont
en s'augmentant ; elles s'étendent de notre extrême
frontière de la Méditerranée aux bords de l'Océan.
Que dis-je? il s'en forme, il s'en est formé d'impor-
tantes et bientôt de prospères dans nos possessions
d'Afrique ; jusqu'à la Corse qui veut avoir les sien-

nes. La France est donc riche de sujets à étudier, presque aussi riche que les grandes contrées de son voisinage. On ne peut pas le nier. Elle a de plus des hommes qui ont la chaleur de l'enthousiasme. Par un heureux privilége, cet enthousiasme ne leur vient qu'au bon moment; ils sont sérieux dans le travail, attentifs dans la recherche, désintéressés dans le résultat; ils procèdent avec intelligence et avec cœur ; ils ont la flamme qui échauffe le talent avec la réflexion qui le féconde. Je vis au milieu des monographies, développées ou brèves, qui ont été publiées sur nos nombreuses stations. Sans doute, tout ce qu'on désirerait pour bien fixer la valeur vraie d'un climat ne s'y trouve pas; il y manque des éléments au moins utiles sinon nécessaires. Mais que d'aperçus ingénieux, d'applications justes, de fécondes applications et de vues élevées renferment tous ces travaux ! Il y a mieux encore : on y découvre cette qualité qui coule si facilement des plumes médicales françaises, la charité généreuse qui se propose le seul intérêt du malade et le poursuit avec un zèle chaleureux et une constante préoccupation. Ajouterai-je à tous ces avantages celui de la langue, instrument flexible qui se prête à tout quand on sait le manier; car,

dans sa simplicité et dans sa noblesse, il n'a ni
l'emphase de l'Italien, ni les embarras de l'allemand. Qui ne le sait parmi les écrivains et surtout
parmi les esprits sincères et lucides qui repoussent
les malentendus et les équivoques et ne recherchent
que la clarté? Cependant, dans ces derniers temps,
et je demande pardon d'ouvrir ici cette parenthèse,
on a essayé en pleine académie, et même dans des
livres, de troubler la transparence de notre langue
par l'intrusion d'une phraséologie exotique qui sent
la décadence et ne peut que nuire au progrès. Le
bon sens public s'est révolté contre cette étrange
innovation qui, loin d'en faire valoir la beauté, la
souille et l'altère. La victoire, il faut l'espérer, ne
tardera pas à se mettre du bon côté. Tels sont le
sol, les hommes et la langue. Quel est le pays autre
que la France qui offre un terrain plus favorable à
la culture, au progrès, à la diffusion de la climatologie? Quel est celui qui pourrait être plus propre
à l'organisation et à la prospérité d'une association
qui prend sa nécessité et même son urgence dans
les habitudes d'émigration de la société moderne?

Voici donc le vœu que j'émets : *Une Société
centrale de climatologie médicale* serait établie à
Paris. Elle ne se composerait pas seulement de

médecins, mais de naturalistes, de géologues et de météorologistes. L'élément spécialement médical devrait y dominer ; il ne priverait pas de leur place légitime les représentants des connaissances indispensables à la solution des problèmes complexes de la climatologie. Cette société ne méri‑terait pas son titre et peut-être ne remplirait-elle pas toute sa tâche, si elle n'appelait dans son sein que des nationaux ; elle serait ouverte à tous ceux qui s'occupent directement ou indirectement des mêmes questions, en Europe comme dans le reste du monde. Et j'en suis certain, ce n'est pas vaine‑ment que cet appel serait adressé aux savants étrangers. Ils demanderaient en foule d'être ratta‑chés à la société centrale par les liens de la corres‑pondance et de la communauté du travail. Ainsi, les forces sont réunies pour la poursuite d'un but connu ; l'instrument est organisé et rien ne manque pour le concert de toutes ses parties. Comment fonctionnera-t-il et quels résultats les sciences et la société peuvent-elles sérieusement en attendre ?

Tout ne peut pas être prévu ; il faut compter sur l'avenir, sur le progrès pour ajouter à un pro‑gramme proposé ou en cours d'exécution les articles nouveaux d'un autre programme. On peut dire cependant que bien des questions se présenteraient comme d'elles-mêmes dès le début des travaux. Il ne serait pas exact d'ajouter que tout est à refaire. J'aime à croire et je crois qu'en climatologie médicale, il y a des vérités acquises et des questions résolues; mais beaucoup d'entre elles, questions résolues ou en litige, seraient à revoir pour en fixer définitivement la valeur et en régler toute la portée. La société aurait surtout à recevoir et ce serait une des sources les plus fécondes de son activité, de la part des stations déjà disséminées en si grand nombre, dans quelques régions du globe. Ces lieux d'émigration représenteraient les affluents du réservoir central. Les travaux personnels des médecins qui y pratiquent leur art formeraient, sans doute, un lot important dans la matière des études. La société aurait encore autre chose à attendre de ces hommes de bonne volonté. En encourageant l'union la plus étroite dans les efforts, en montrant surtout l'importance du but à atteindre, elle donnerait peut-être le goût de l'organisation et ferait naître le besoin de l'autorité. Ce ne serait pas, si je ne me trompe, sans servir puissamment les véritables intérêts de la climatologie.

Dans les principales villes de la France, des médecins épidémistes sont officiellement chargés de mesures à prendre pour le bon ordre de la santé publique et de réunir tous les faits et documents qui peuvent éclairer le pouvoir central sur une telle question. Dans toutes les stations hydrologiques, des médecins inspecteurs sont officiellement chargés de veiller à la conservation du remède représenté par les eaux minérales, d'en constater les qualités et d'en être jusqu'à un certain point les dispensateurs. Pourquoi les stations médicales ne jouiraient-elles pas du même privilége ? Pourquoi ne leur serait-il pas accordé à leur tour des médecins à titre officiel? Une société scientifique n'a pas, il est vrai, des fonctions à distribuer ; mais ses travaux, quand ils sont poursuivis avec persévérance et talent et reconnus d'utilité publique, ne tardent pas à lui donner des droits à quelque faveur. Ce n'est pas que l'institution d'un ordre de médecins accordée à la climatologie pût être appelée une faveur ; elle serait un acte de justice en même temps que de sage prévoyance. Que n'y a-t-il pas, en effet, à étudier dans les stations médicales? Il importe que les habitations, que les embellissements même de la cité ne soient pas mis en contradiction avec les influences que vont y chercher les malades. Il faut que le vrai caractère du moyen thérapeutique, représenté par un climat, sorte des discussions et des désaccords et que médecins et clients soient fixés sur la qualité des services qu'ils en attendent. Un médecin à titre officiel, revêtu d'une autorité et portant une responsabilité personnelle, serait placé par devoir, en face de ces questions; avec le concours de ses confrères, il saurait y répondre.

Les travaux qui sortiraient de ces efforts, joints à ceux des médecins épidémistes dispersés sur le sol de la France et qui trouveraient désormais leur emploi, formeraient la substance de cette œuvre importante, dont j'ai parlé précédemment avec détail. Les cartes générales ou spéciales de la climatologie médicale, cartes de la salubrité du territoire et cartes de la thermographie des stations, pourraient être enfin dressées; et certes ce serait un grand honneur pour la société centrale de climatologie d'avoir commencé par rendre un pareil service. Quand je jette les yeux sur une carte de géologie ou sur les pièces nombreuses du bel atlas de Berghaus, je ne puis pas croire qu'il ne soit pas donné à notre science d'obtenir par les mêmes moyens ce que la géologie a si bien fait pour elle-même. J'en douterais, que l'œuvre de Berghaus me dirait que j'ai tort de garder si peu de foi. Les surfaces teintées qui la composent n'indiquent-elles pas en effet les conditions diverses du climat, de la végétation et de la salubrité? Ne représentent-elles pas comme une première épure d'un atlas de climatographie médicale? Et pourtant, il n'y a, du moins' en apparence, qu'un seul auteur pour un aussi grand travail. On cherche des coopérateurs autour du nom de Berghaus; on ne trouve que le sien. Ce savant a suffi, par ses seules forces, à l'accomplissement d'une telle tâche. Que ne ferait-on pas, et combien le succès serait rendu facile, avec le concours de tous les hommes de bonne volonté associés dans le même but, médecins officiels ou libres pratiquant dans les stations et membres de la société centrale! Pourrait-on compter sur autre chose que sur un résultat satisfaisant? Je voudrais faire partager ma conviction à tous les climatologistes.

La société manifesterait son activité par la parole et par la plume. Ces deux formes d'enseignement se doivent un mutuel secours. Si l'une de ces formes est négligée, ou si elles sont en désaccord, l'ensei-

gnement reste incomplet et peut devenir stérile.
S'il y a une distinction à faire entre elles, ne serait-
elle pas celle-ci? Par la parole on forme des élèves ;
par la plume on prépare des savants. Toute science
digne de ce nom ne pouvant se perpétuer et grandir
que par le nombre et la qualité des intelligences
qu'elle s'attache, l'un de ses premiers devoirs est
la publicité. Ce devoir n'est pas moins impérieux
pour la climatologie, car on sait ce qu'elle est devenue après la période obscure et pénible de ses
commencements. Grâce aux découvertes modernes
et sans doute aussi à l'esprit médical qui les
vivifiera de plus en plus dans l'avenir, elle a
quitté pour toujours la place secondaire et effacée
qui lui avait été faite. Ce n'était naguère qu'un
humble feuillet de l'hygiène ; combien ce feuillet
s'est agrandi et s'est multiplié !

Je comprends qu'il ne soit pas facile d'instituer
des cours. Il faut d'abord des hommes. Je crois que
la Société de climatologie en fournirait à la hauteur de leur mission ; mais le zèle pour la science
ne doit pas seulement trouver en lui-même son
soutien et son encouragement, il a besoin du concours sympathique et de l'aide du dehors pour
fournir une longue carrière. Je ne les demande

pas aux auditeurs avides de s'instruire; ils se presseraient aux pieds de la chaire des maîtres. Je les
cherche dans les institutions officielles, je les demande aux académies et aux corps savants qui
s'obstinent aux anciennes classifications et ne sem-
blent pas voir que la climatologie, comme un fruit
mûr, a fait éclater l'étroite enveloppe où elle était
renfermée. Un jour viendra, il ne peut être loin, où
les appels seront tellement multipliés et parleront
d'une voix si haute, qu'il faudra bien leur prêter
quelque attention. Le mot de progrès sort de toutes
les bouches; pourquoi ne se trouverait-il pas dans
les actions? Parlez moins, vous qui avez le droit
de vous faire écouter, de vos désirs, de vos tendances, de vos efforts; occupez-vous plutôt dans
le silence de la réflexion et du travail à vous préparer de sérieux succès en rendant de véritables
services.

En attendant mieux, la Société de climatologie
médicale aurait, comme toute société scientifique,
des publications régulières. Qu'on juge, par les
résultats obtenus, de ceux sur lesquels on aurait
le droit de compter! Les publications de la Société
géologique ont contribué, pour la plus grande part,
à la vulgarisation comme à l'avancement de la

science qui fait l'objet de ses travaux. Sans son intervention, où en serait la carte géologique de France ? Elle ferait encore partie des promesses de l'avenir. La météorologie subirait encore un sort plus malheureux si, depuis quelques années, une société ne s'était constituée pour s'en proposer l'étude. L'Association météorologique de l'Observatoire n'en forme qu'un développement. Qu'est-il sorti de l'union de ces bonnes volontés et de ces courageux efforts ? Ne serait-ce que la connaissance de l'itinéraire des orages, ces météores destructeurs qui font les dangers de la navigation et les terreurs de l'agriculture , elles auraient rendu un signalé service à la science et à l'humanité. Que n'a-t-on pas à attendre d'une société de climatologie médicale qui s'inspirerait de tels exemples et serait à la hauteur de l'importance de sa mission ! J'allais dire qu'on a plus encore à en espérer, et je crois que ce n'est pas tomber dans l'exagération que d'y croire. Combien serait vaste, en effet, le programme de ses travaux et inépuisable la matière de ses publications ! Elle n'aurait pas seulement à remplir son principal devoir, c'est-à-dire à fixer le caractère de chaque station médicale et donner la véritable raison, autant que faire se pourrait, de ses effets sur les organismes et dans les maladies. Les principales questions et les plus actuelles d'acclimatation et d'hygiène publique seraient de son domaine, et il serait de son devoir de ne pas les négliger. Ce qui attacherait le plus grand intérêt aux publications où se poursuivraient de tels problèmes, ce serait, on s'en étonnera peut-être, l'attrait de la nouveauté. La climatologie remonte aux temps les plus anciens; elle compte les plus nobles ancêtres et même des héritiers dignes de leur nom; eh bien, elle en est presque au commencement de la partie la plus intéressante de son histoire et la plus brillante de ses succès. La faveur publique ne lui manquerait même pas dans l'exécution d'un dessein accueilli déjà avec la plus sympathique bienveillance par les intelligences les plus sérieuses et les plus élevées.

La pensée d'une organisation de la climatologie médicale en France par l'association n'est pas née d'hier dans mon esprit; il y a bien des années qu'elle me préoccupe. Je n'avais reculé jusqu'ici que devant un fantôme, celui de l'opportunité. Je comprends que l'opportunité serve de guide au médecin dans le traitement des maladies et qu'il la consulte dans ses déterminations comme la meilleure conseillère. Il n'en est pas de même pour une idée, pour une proposition qui ont leur degré d'utilité. L'opportunité existe dès que la réflexion les a mûries. Cependant, en ne considérant que le côté spécialement médical de la question, le moment choisi pour la publication de ce travail sur l'organisation de la climatologie médicale pourrait-il être plus favorable? La médecine se détache de plus en plus de la polypharmacie. Elle demande des armes à des agents qui ne seront bientôt plus divisés qu'en deux classes, les moyens héroïques et les moyens simples. Or, de cette seconde classe, la plus employée et la non moins efficace, la climatologie, est appelée désormais à fournir la meilleure part.

FIN.

TABLE DES MATIÈRES

Paris. — Imp. Félix Malteste et Ce, rue des Deux-Portes-Saint-Sauveur, 22.

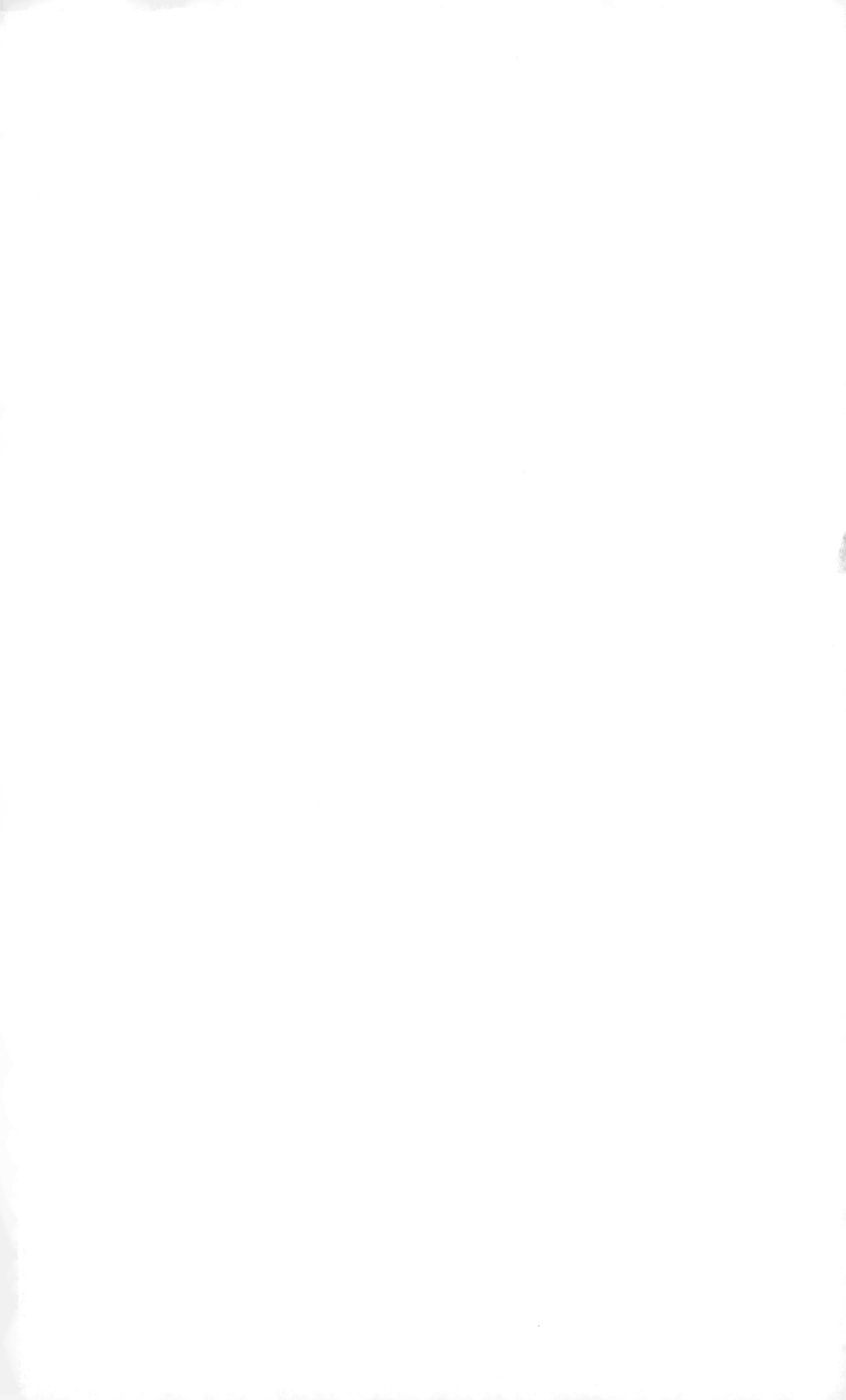